essentials

essentials liefern aktuelles Wissen in konzentrierter Form. Die Essenz dessen, worauf es als „State-of-the-Art" in der gegenwärtigen Fachdiskussion oder in der Praxis ankommt. *essentials* informieren schnell, unkompliziert und verständlich

- als Einführung in ein aktuelles Thema aus Ihrem Fachgebiet
- als Einstieg in ein für Sie noch unbekanntes Themenfeld
- als Einblick, um zum Thema mitreden zu können

Die Bücher in elektronischer und gedruckter Form bringen das Expertenwissen von Springer-Fachautoren kompakt zur Darstellung. Sie sind besonders für die Nutzung als eBook auf Tablet-PCs, eBook-Readern und Smartphones geeignet. *essentials:* Wissensbausteine aus den Wirtschafts-, Sozial- und Geisteswissenschaften, aus Technik und Naturwissenschaften sowie aus Medizin, Psychologie und Gesundheitsberufen. Von renommierten Autoren aller Springer-Verlagsmarken.

Weitere Bände in dieser Reihe http://www.springer.com/series/13088

Frank Niklas

Frühe Förderung innerhalb der Familie

Das kindliche Lernen in der familiären Lernumwelt: ein Überblick

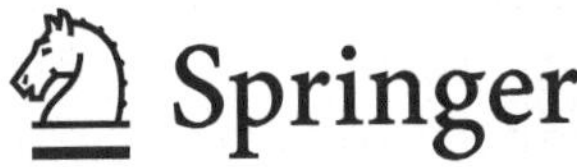

PD Dr. Frank Niklas
Julius-Maximilians-Universität
Würzburg, Deutschland

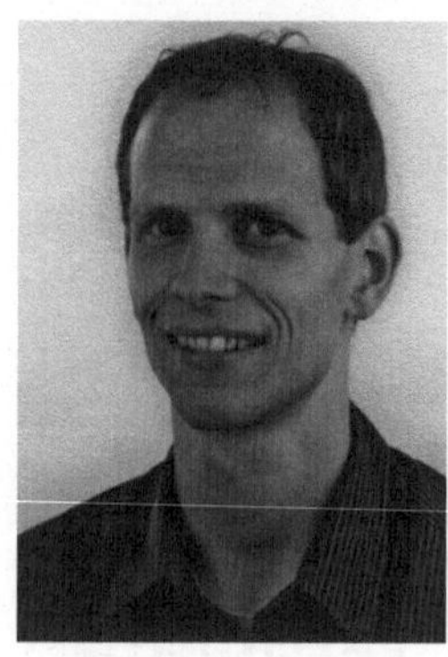

ISSN 2197-6708 ISSN 2197-6716 (electronic)
essentials
ISBN 978-3-658-15207-9 ISBN 978-3-658-15208-6 (eBook)
DOI 10.1007/978-3-658-15208-6

Die Deutsche Nationalbibliothek verzeichnet diese Publikation in der Deutschen Nationalbibliografie; detaillierte bibliografische Daten sind im Internet über http://dnb.d-nb.de abrufbar.

Gedruckt auf säurefreiem und chlorfrei gebleichtem Papier

Springer ist Teil von Springer Nature
Die eingetragene Gesellschaft ist Springer Fachmedien Wiesbaden GmbH
Die Anschrift der Gesellschaft ist: Abraham-Lincoln-Strasse 46, 65189 Wiesbaden, Germany

Was Sie in diesem *essential* finden können

- Eine Einführung in den Themenbereich „familiäre Lernumwelt"
- Konkrete Fördermaßnahmen für die kindliche Schriftsprachentwicklung in der Familie
- Konkrete Fördermaßnahmen für die Entwicklung kindlicher Mathematikkompetenzen in der Familie
- Eine kritische Diskussion der Grenzen und Möglichkeiten der familiären Lernumwelt

Vorwort

Können wir die Entwicklung unserer Kinder zu Hause positiv beeinflussen? Und falls ja, wie stelle ich das am besten an? Solche Fragen stellen sich Eltern nicht ohne Grund: Schließlich wollen wir alle das Beste für unsere Kinder. Bildung und schulischer Erfolg sind ein wesentlicher Bedingungsfaktor für die spätere berufliche Laufbahn unserer Kinder und deshalb immens wichtig. Tatsächlich beginnt Bildung aber nicht erst in der Schule, sondern startet schon viel früher zu Hause in den Familien.

Das vorliegende *essential* entführt Sie in das spannende Themenfeld der familiären Lernumwelt. Sie werden erfahren, dass Würfelspiele und Vorlesen bereits ein guter Start, aber bei Weitem noch nicht alles sind. Eine anregungsreiche und positive familiäre Lernumwelt für die eigenen Kinder zu gestalten, gelingt nicht einfach so nebenbei. Andererseits ist es aber auch nicht allzu schwierig, die eigenen Kinder adäquat zu unterstützen – und viel wichtiger: Es kann auch richtig Spaß machen.

Die wesentlichen Inhalte dieses *essentials* sind dem folgenden Sachbuch aus der Reihe „Kritisch hinterfragt" entnommen, das bei Springer Spektrum erschienen ist (eBook ISBN: 978-3-642-54759-1; Softcover ISBN: 978-3-642-54758-4):

Niklas, F. (2014). *Mit Würfelspiel und Vorlesebuch. Welchen Einfluss hat die familiäre Lernumwelt auf die kindliche Entwicklung?* Heidelberg: Springer Spektrum.

Sollten Sie durch dieses *essential* Lust auf mehr bekommen haben, kann ich Ihnen das Buch wärmstens empfehlen. Es bespricht nicht nur die hier behandelten Inhalte noch detaillierter, sondern geht zusätzlich auch noch auf weitere wichtige Themen im Rahmen der familiären Lernumwelt ein. Hierzu zählen beispielsweise die Bedeutung der kindlichen Lernumwelten Kindergarten und Schule, die Förderung sozioemotionaler Kompetenzen in der Familie oder auch die familiäre Lernumwelt von Jugendlichen.

Trotzdem lohnt es sich auf jeden Fall, dieses *essential* auch zusätzlich zu lesen. Es bietet Ihnen nicht nur die wesentlichen Befunde aus den Buchkapiteln 4 und 5 zur mathematischen und schriftsprachlichen Förderung im familiären Alltag, sondern es werden auch neuere Befunde der letzten Jahre integriert und neue Studien vorgestellt. Somit stellt es eine sinnvolle Ergänzung zu dem oben genannten Buch dar und fasst alles Wichtige, das Sie zur Förderung früher mathematischer und schriftsprachlicher Kompetenzen innerhalb der Familie wissen sollten, einfach und kompakt zusammen.

Jetzt bleibt mir Ihnen noch viel Spaß bei der Lektüre zu wünschen und natürlich viel Erfolg und Freude bei der Gestaltung Ihrer eigenen familiären Lernumwelt.

Würzburg, Deutschland

Frank Niklas

Inhaltsverzeichnis

1 Was ist die familiäre Lernumwelt und wozu braucht man so etwas?

Auch wenn sich der Anteil und die Zusammensetzung von Familien in Deutschland in den letzten Jahrzehnten deutlich gewandelt haben, wachsen die allermeisten Kinder nach wie vor im Familienkontext auf. Allerdings muss es sich dabei nicht mehr zwingend um die klassische Kernfamilie aus Vater, Mutter und ein bis zwei Kindern handeln. Viele Kinder wachsen heutzutage mit nur einem Elternteil, in Stiefelternfamilien, nicht ehelichen Lebensgemeinschaften, Adoptivfamilien oder auch in Regenbogenfamilien mit schwulen oder lesbischen Eltern auf (vgl. Ecarius et al. 2008).

Aber ganz unabhängig von der exakten familiären Situation sind Eltern für ihre Kinder nach wie vor noch immer die ersten Bezugspersonen, mit denen sie ihre ersten engen Bindungen aufbauen. Im Familienkontext erlernen Kinder üblicherweise zudem die Sprache und sie eignen sich zahlreiche Fertigkeiten und Verhaltensweisen an. Aus diesem Grund spricht man von der Familie auch als „erster Sozialisationsinstanz". Eltern sind damit die ersten und zugleich wichtigsten Erzieher ihrer Kinder.

Allerdings gelingt es nicht allen Eltern gleich gut, eine anregungsreiche und positive familiäre Lernumwelt für ihre Kinder zu gestalten. Spätestens seit den PISA-Studien wissen wir, dass die schulischen Leistungen deutscher Jugendlicher stark von deren Herkunft abhängig sind (z. B. Klieme et al. 2010). Jugendliche aus sogenannten bildungsfernen Familien oder mit Migrationshintergrund zeigen im Durchschnitt schlechtere Leistungen in Deutsch, Mathematik und den Naturwissenschaften als Jugendliche aus höheren sozialen Schichten oder ohne Migrationshintergrund. Andererseits zeigt die Forschung, dass diese Befunde zu kurz greifen (z. B. Niklas et al. 2013). Wird nämlich zusätzlich berücksichtigt, welche kulturellen Aktivitäten Eltern mit ihren Kindern unternehmen und welche kulturellen Ressourcen durch die Eltern zu Hause bereitgestellt werden, reduzieren

F. Niklas, *Frühe Förderung innerhalb der Familie,* essentials,
DOI 10.1007/978-3-658-15208-6_1

sich die Zusammenhänge zwischen familiären Herkunftsmerkmalen und kindlichen Leistungen sehr deutlich.

Mit anderen Worten: Es kommt viel weniger darauf an, was Eltern aufgrund ihrer Bildung, ihres Berufes oder ihres Einkommens darstellen oder in welchem Land sie geboren wurden, sondern es zählt vielmehr, inwieweit es ihnen gelingt, ihre Kinder adäquat zu unterstützen. Hierzu gehören beispielsweise die Qualität des sprachliches Vorbild, das sie bieten, gemeinsame Aktivitäten wie Vorlesen, das Spielen förderlicher Spiele oder auch schulische Unterstützung. So gibt es beispielsweise genügend Eltern, die trotz geringerer eigener Bildung ihren Kindern beste Voraussetzungen mitgeben – leider ist dies aber in Deutschland bei der Mehrzahl an Familien mit Migrationshintergrund und/oder niedrigerem sozialen Status nicht der Fall.

Dabei benötigt man zur Gestaltung einer anregungsreichen Lernumwelt in der Familie keineswegs Abitur oder gar einen Universitätsabschluss. Insbesondere bei Kindergarten- oder Vorschulkindern handelt es sich um relativ einfache Maßnahmen, die schulisches Lernen gut vorbereiten können. Einen Überblick über die Zusammenhänge zeigt Abb. 1.1.

Betrachtet man zunächst die rechte Seite, so finden sich hier die zentralen schulischen Kompetenzen Lesen, Rechtschreiben und Mathematik, die Kinder im Rahmen ihrer Schullaufbahn erwerben und beherrschen sollten. Der Erwerb von Lese-, Rechtschreib- und Mathematikfähigkeiten beginnt jedoch nicht erst mit der Einschulung, sondern wird wesentlich früher angebahnt. Schon im Kindergartenalter erweitern Kinder ihren Wortschatz, ihre Ziffern- und Buchstabenkenntnisse und üben ihre Zählfertigkeiten. Diese wichtigen frühen Kompetenzen werden als Vorläuferfertigkeiten bezeichnet und sie bereiten den späteren Wissenserwerb in der Schule vor. So wird ein Kind, das vor Schuleintritt mehr Wörter, Buchstaben und Zahlen kennt und besser zählen kann, zumeist in der Schule auch leichter Lesen, Rechtschreiben und Mathematik lernen.

Auf der linken Seite ist der familiäre Hintergrund aufgeführt, von dem wir wissen, dass dieser eng mit den kindlichen Kompetenzen zusammenhängt. Der sozioökonomische Status bezeichnet dabei die soziale Stellung einer Familie und wird üblicherweise über die Bildung, den Beruf und das Einkommen der Eltern ermittelt (siehe auch Bradley und Corwyn 2002). Anstatt jedoch direkten Einfluss auf die Entwicklung kindlicher Fähigkeiten auszuüben, wirkt der familiäre Hintergrund vermittelt über die Gestaltung der familiären Lernumwelt (siehe auch Niklas 2015).

Im Folgenden wird nun genauer darauf eingegangen, wie die familiäre Lernumwelt für jüngere Kinder mit relativ einfachen Maßnahmen gestaltet werden kann, damit Kinder in ihrer Kompetenzentwicklung eine möglichst optimale

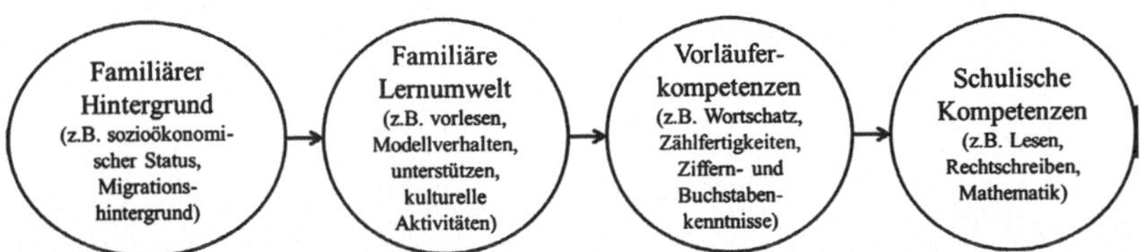

Abb. 1.1 Zusammenhänge zwischen familiärem Hintergrund, familiärer Lernumwelt und kindlichen Kompetenzen im Vorschul- und Schulalter

Unterstützung erfahren. In diesem *essential* werden dabei nur der schriftsprachliche und der mathematische Bereich als zentrale Schulbereiche fokussiert. Dies bedeutet aber keinesfalls, dass andere wichtige Aspekte wie beispielsweise sozioemotionale Kompetenzen eine geringere Bedeutung für die kindliche Entwicklung aufweisen oder dass diese nicht durch die familiäre Lernumwelt beeinflusst werden (vgl. auch Niklas 2014).

2 Förderung schriftsprachlicher Kompetenzen in der Familie

Schriftsprachliche Förderung im Rahmen der familiären Lernumwelt ist relativ einfach zu bewerkstelligen. Einen Überblick bietet die Abb. 2.1, die auf Grundlage von Abb. 1.1 die Zusammenhänge der Lernumwelt mit kindlichen Kompetenzen für den Bereich Schriftsprache darstellt:

Wichtige Vorläuferfähigkeiten späterer Lese- und Rechtschreibkompetenzen sind beispielsweise der kindliche Wortschatz und die Buchstabenkenntnis. Je mehr Wörter und Buchstaben ein Kind schon vor Schuleintritt kennt, desto leichter fällt es auch meistens diesem Kind, Lesen und die Rechtschreibung zu erlernen und anzuwenden (vgl. Niklas 2011). Daneben spielt aber auch die sogenannte „phonologische (lautliche) Bewusstheit" eine zentrale Rolle im Schriftspracherwerb. Diejenigen Kinder, die ein größeres Verständnis für die Lautstruktur der Sprache entwickelt haben und damit über eine bessere phonologische Bewusstheit verfügen, haben auch Vorteile, wenn es darum geht, lesen und rechtschreiben zu erlernen (z. B. Schneider et al. 2000).

▶ **Phonologische Bewusstheit (PB)** ist die Fähigkeit, die Lautstruktur der Sprache zu identifizieren, zu begreifen und manipulieren zu können. Die PB im weiteren Sinne bezieht sich auf größere Spracheinheiten wie Silben oder Reime und wird beispielsweise über Reimaufgaben erfasst. Dem gegenüber stehen bei der PB im engeren Sinne Einzellaute im Fokus, die beispielsweise in einem gesprochenen Wort erkannt werden sollen (z. B. Niklas et al. 2016a).

Hintergrundvariablen wie der sozioökonomische Status und Migrationshintergrund beeinflussen die familiäre Lernumwelt. Diese besteht im schriftsprachlichen Bereich im Schwerpunkt aus dem Lese- und Vorleseverhalten in der Familie, der literarischen Umwelt, die Eltern ihren Kindern bieten, sowie ganz allgemein

F. Niklas, *Frühe Förderung innerhalb der Familie*, essentials,
DOI 10.1007/978-3-658-15208-6_2

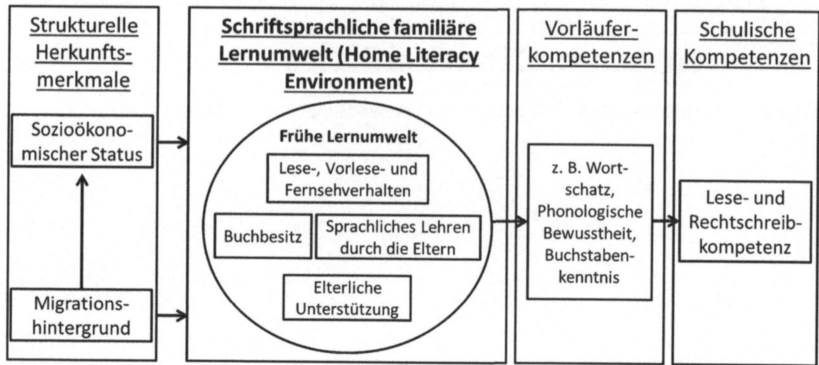

Abb. 2.1 Übersicht über die Zusammenhänge der frühen schriftsprachlichen Lernumwelt mit Schriftsprachkompetenzen. (aus Niklas 2014, S. 53)

aus verschiedenen Fördermaßnahmen und der Unterstützung durch die Eltern. Auf diese Punkte wird im Folgenden genauer eingegangen.

2.1 Alltägliche Gespräche

Ein bekanntes Sprichwort lautet: „Reden ist Silber, Schweigen ist Gold". Auch wenn diese Weisheit in vielen Situationen durchaus ihre Berechtigung hat, so ist sie in der frühen familiären Lernumwelt ganz und gar fehl am Platz. Die sprachlichen Erfahrungen von Kindern innerhalb der ersten Lebensjahre bilden nämlich die Grundlage für ihre späteren schriftsprachlichen Kompetenzen. Einfaches passives Zuhören und die anfängliche nonverbale Kommunikation über Gestik und Mimik sind die ersten Schritte eines Kindes auf dem Weg zum aktiven Sprechen. Außerdem ist die kindliche Fähigkeit, die gesprochene Sprache zu segmentieren, d. h. den Lautstrom in kleinere Untereinheiten zu teilen, ein bedeutsamer Prädiktor späterer sprachlicher Kompetenzen (Newman et al. 2006).

Dementsprechend fängt sprachliche Förderung in der Familie auch mit ganz basalen Dingen an, wie sich mit dem eigenen Kind zu unterhalten oder auch Geschichten zu erzählen. Natürlich passiert das in jeder Familie, aber zwischen verschiedenen Familien finden sich eben auch deutliche Unterschiede. So hören laut Lundberg (2002) zweijährige Kinder zwischen 20.000 und 40.000 Wörter jeden Tag. Allerdings hören Kinder aus höheren Schichten nicht nur etwa dreimal so viele Wörter in den ersten Lebensjahren im Vergleich zu Kindern aus sozial schwächeren Schichten, sondern sie erhalten dabei auch noch einen qualitativ hochwertigeren sprachlichen Input. Nun kann man sich sehr leicht ausrechnen, was dieser Umstand für die sprachliche Entwicklung der betroffenen Kinder bedeutet und dass er sich auch später in der Schriftsprachkompetenz bemerkbar macht.

Neben alltäglichen Gesprächen ist es für Kinder auch von Vorteil, wenn sie regelmäßig Hörspiele bzw. Hörbücher anhören und Lieder singen. Diese Ergänzungen sind deshalb so wichtig, da in der Alltagssprache zumeist nur ein eingeschränkter Wortschatz verwendet wird, während Lieder und Hörbücher zumeist auch seltenere Wörter enthalten und damit ganz nebenbei den Wortschatz und das Hörverstehen der Kinder stärken können (vgl. auch Niklas et al. 2016a). Vielfältige verbale Interaktionen zwischen Eltern und ihren Kindern sind folglich ein Kennzeichen für eine gelungene sprachliche Lernumwelt.

2.2 Das Vorlesen

Sich unterhalten mit seinem Kind ist das eine, aber ein Vorlesebuch in die Hand zu nehmen und gemeinsame Zeit bei der Entdeckung spannender, interessanter und fantastischer Geschichten zu verbringen, ist noch einmal etwas ganz anderes. Nicht umsonst wird das Vorlesen als der zentrale Aspekt der schriftsprachlichen Lernumwelt angesehen. Allerdings wird nach der „Stiftung Lesen" einem Drittel der Kinder immer noch nur selten oder sogar nie vorgelesen. Hierbei stellt sich die Frage, ob Vorlesen denn überhaupt so wichtig sei und ob Kinder durch häufiges Vorlesen auch tatsächlich gefördert werden.

Beispiel

Verschiedene internationale und deutsche Studien haben sich mit dem Vorlesen beschäftigt. So konnten Niklas und Kollegen (2016b) beispielsweise für deutsche und australische Kinder zeigen, dass der Zeitpunkt des ersten Vorlesens eine wichtige Rolle spielt. Kinder, denen schon im jüngeren Alter erstmals vorgelesen wurde, waren nicht nur diejenigen Kinder, denen auch im Vorschulalter häufiger vorgelesen wurde, sondern diese Kinder hatten gegenüber Kindern mit einem späteren Vorlesestart zusätzlich einen größeren Wortschatz und eine bessere phonologische Bewusstheit.

Farrant und Zubrick (2012) konnten zeigen, dass Kinder mit drei Jahren einen deutlich größeren Wortschatz aufwiesen, wenn ihnen häufiger vorgelesen wurde und zwar unabhängig vom Alter, Geschlecht und Temperament der Kinder und des familiären Hintergrunds bzgl. Bildung, Haushaltseinkommen oder Erziehungsstil. Dabei erwies sich das Vorlesen als wichtigster Aspekt der untersuchten Variablen, während kindliche und familiäre Charakteristiken nur von geringerer Bedeutung waren.

Gilkerson et al. (in Druck) konnten nachweisen, dass während einer Vorlesesituation, Kinder deutlich mehr Wörter hören im Vergleich zu anderen Alltagssituationen. Außerdem führte das Vorlesen zu deutlich größerem sprachlichen Austausch zwischen Eltern und Kindern. Dies kann als Hinweis darauf gewertet werden, dass Eltern und ihre Kinder in Vorlesesituationen intensiv miteinander interagieren und Kinder dabei wertvollen sprachlichen Input erhalten.

In einer Interventionsstudie von Niklas und Schneider (2015) wurden Eltern deutscher Vorschulkinder dazu angehalten, ihren Kindern möglichst häufig und qualitativ hochwertig vorzulesen und ganz allgemein an der schriftsprachlichen Lernumwelt zu arbeiten. Obwohl diese Informationen nur an einem einzigen Elternabend vermittelt wurden und eine zusätzliche kurze Einweisung ins dialogische Lesen (s. u.) stattfand, boten die an der Intervention teilnehmenden Eltern gegenüber den Eltern, die nicht teilgenommen hatten, ihren Kindern eine qualitativ bessere schriftsprachliche Lernumwelt und ihre Kinder wiesen am Ende der Studie bessere schriftsprachliche Fähigkeiten auf.

Nach diesen Studien kann man also festhalten, dass frühes, häufiges und regelmäßiges Vorlesen den kindlichen Wortschatz stärkt und späteres Lesen und Rechtschreiben in der Schule vorhersagt. Doch es wird auch deutlich, dass nicht nur die Häufigkeit des Vorlesens relevant ist, sondern auch die Qualität des Vorlesens eine große Rolle spielt. Hierbei ist das sogenannte „Dialogische Vorlesen“ zu befürworten.

▶ **Dialogisches Vorlesen (engl. dialogic reading)** Beim dialogischem Vorlesen nimmt das Kind nicht die passive Rolle des Zuhörers, sondern eine wesentlich aktivere Rolle ein. Es wird eine intensive Interaktion mit dem Kind angestrebt, indem der Vorleser offene Fragen und „W-Fragen“ stellt, bedeutsame Pausen einbaut, in denen das Kind die Lücken füllen soll, das Kind aufgefordert wird, Teile der Geschichte mit eigenen Worten zu erzählen, Antworten des Kindes wiederholt und erweitert werden oder auch über den Text hinaus erzählt und dessen Inhalt in Bezug zum Alltag des Kindes gesetzt wird (Cohrssen et al. in Druck).

Wie man sich vorstellen kann, macht diese Form des Vorlesens nicht nur mehr Spaß, sondern fördert Kinder auch deutlich besser als herkömmliches Vorlesen (vgl. Niklas 2014; Sim und Berthelsen 2014). Aber auch wenn das Vorlesen eine sehr wichtige Unterstützung des Sprach- und Schriftspracherwerbs von Kindern darstellt, ist klar, dass es nicht das „Allheilmittel" darstellt. So nützt beispielsweise ein frühes erstmaliges Vorlesen wenig, wenn danach nicht auch weiterhin regelmäßig und dialogisch vorgelesen wird. Außerdem können Sie gerne Ihrer 14-jährigen Tochter oder ihrem 13-jährigen Sohn vorschlagen, dass Sie ihnen etwas vorlesen werden – damit setzen Sie sich aber der großen Gefahr aus, ausgelacht zu werden. Was damit angedeutet werden soll, ist Folgendes: Für jede förderliche Maßnahme gibt es einen richtigen Zeitpunkt bzw. einen richtigen zeitlichen Rahmen. So ist regelmäßiges, dialogisches Vorlesen äußerst wichtig im jüngeren Kinderalter bis in die ersten Grundschuljahre, während für ältere Kinder und Jugendliche vielmehr die elterliche Einstellungen und das Wertschätzen von Lesen und insgesamt die Eltern als Vorbilder im Vordergrund stehen.

2.3 Das elterliche Vorbild

Nicht nur das Vorlesen, sondern auch das Leseverhalten der Eltern spielt eine große Rolle für die Entwicklung von Schriftsprachkompetenzen bei Kindern. Schon ganz kleine Kinder versuchen ihre älteren Geschwister und insbesondere ihre Eltern nachzumachen. Dabei werden Bauklötze zum Rasierer des Vaters, in Spielzeugküchen wird das Abendessen gekocht und Kinder, die selbst noch gefüttert werden, füttern ihre Puppen. Aus diesen Beispielen wird ersichtlich, dass sich Kinder sehr stark an Personen orientieren, die ihnen wichtig sind. Daraus folgt aber auch, dass das Modellverhalten der Eltern die Interessen und auch das Verhalten der Kinder beeinflusst bzw. dass Kinder das Verhalten ihrer Eltern kopieren. Je nachdem, ob das Kind die Eltern meist vor dem Fernseher sieht oder eben doch häufiger mit einem Buch oder einer Zeitung in der Hand, wird sich auch das kindliche Interesse entwickeln. Die Rolle des elterlichen Vorbilds in Bezug auf das Leseinteresse wird auch in Abb. 2.2 – etwas plakativ – verdeutlicht.

Neben der Rolle als Vorbild, welches das Interesse und Verhalten und letztlich dann auch die schriftsprachlichen Kompetenzen der Kinder beeinflusst, spielen aber auch elterliche Einstellungen eine Rolle. So konnte beispielsweise Bingham (2007) in einer Untersuchung zeigen, dass Mütter, die mehr Interesse am Lesen hatten und dieses für wichtig erachteten, nicht nur häufiger, sondern auch in einer besseren Qualität vorlasen. Dies hatte dann auch zur Folge, dass ihre Kinder eine bessere Entwicklung der Schriftsprachkompetenzen aufwiesen als Kinder, deren Mütter dem Lesen eine geringere Bedeutung beimaßen. All dies zeigt die wichtige Rolle elterlichen Verhaltens und elterlicher Einstellung für die kindliche Entwicklung. Eltern sollten sich dieser Vorbildrolle immer wieder im alltäglichen Umgang mit ihren Kindern bewusst sein.

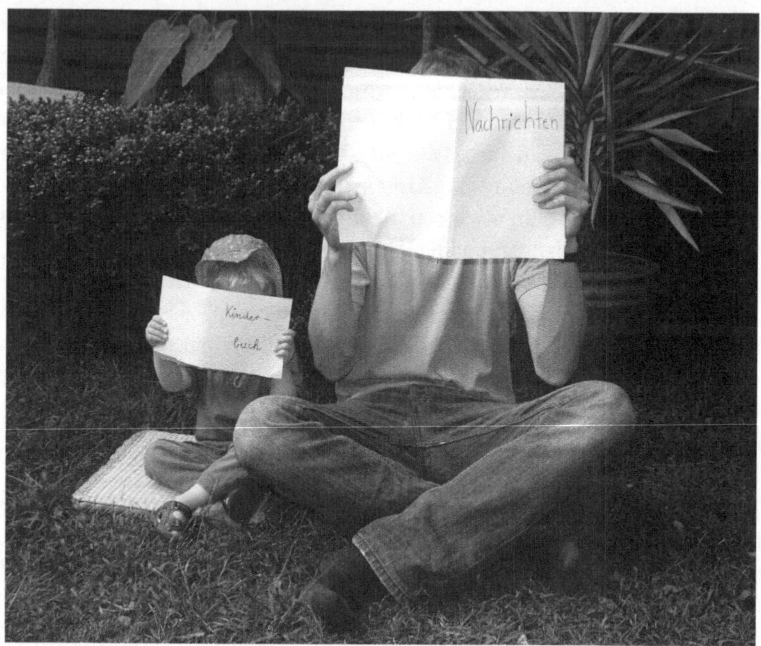

Abb. 2.2 Kleine Kinder imitieren ihre Vorbilder. (aus Niklas 2014, S. 45)

2.4 Literarische Umwelten

Kinder werden aber nicht nur durch ihre Eltern geprägt, sondern auch die Umwelt, in der sie aufwachsen, nimmt Einfluss darauf, wie sie sich entwickeln. So spielt beispielsweise die Anzahl an Büchern und Bilderbüchern in einem Haushalt eine zentrale Rolle für die kindliche Schriftsprachkompetenz. In zwei großen deutschen Längsschnittstudien mit einmal knapp 800 Grundschülern (McElvany et al. 2009) und einmal mehr als 900 Vorschulkindern (Niklas et al. 2013) erwies sich der Buchbesitz nicht nur als bedeutsamerer Faktor für die kindliche Lesekompetenz als das elterliche Bildungsniveau oder ein Migrationshintergrund, sondern auch wichtiger als elterliche Einstellungen, elterliches Unterstützungsverhalten und gemeinsame kulturelle Aktivitäten.

Reicht es also, einfach Bücher anzuschaffen, und schon gelingt der schriftsprachliche Kompetenzerwerb? Mitnichten – es ist klar, dass nicht der reine Buchbesitz Kinder zu besseren Lesern und Rechtschreibern macht. Vielmehr hängt die Bücheranzahl im Haushalt sehr eng mit einer Reihe weiterer förderlicher Faktoren zusammen wie z. B. dem sozioökonomischen Status, dem Lese- und Vorleseverhalten und dem Stellenwert des Lesens im Alltag. Daraus lässt sich aber auch schließen, dass es wenig bringt, den Kindern zuliebe eine umfangreiche und teure Heimbibliothek anzuschaffen, wenn diese dann nicht auch entsprechend genutzt wird. Wichtig ist es also, parallel zur Bücheranschaffung auch das eigene Lese- und Vorleseverhalten zu verbessern.

Natürlich kann hierzu auch auf öffentliche Bibliotheken zurückgegriffen werden. Der Besuch von Bibliotheken hat dabei gleich mehrere Vorteile: Kinder erleben eine literarische Umwelt, in der das Lesen wertgeschätzt wird und sogar im Vordergrund steht, für jedes Alter und jedes Interesse finden sich geeignete Bücher und man kann kostengünstig Bücher ausleihen. Tatsächlich ist das regelmäßige Entleihen von Büchern nach einer Studie von Dever und Burts (2002) sehr sinnvoll. Eltern, die mit geeignetem Lesematerial ausgestattet wurden, nutzen diese Bücherpakete tatsächlich im Alltag, lasen häufig vor und davon wiederum profitierten ihre Kinder.

Daneben ist es aber auch hilfreich, Kindern zu verdeutlichen, welchen Stellenwert Schrift in unserem Alltag einnimmt, sei es beim Lesen eines Rezepts, das vorgibt, was eingekauft und gekocht werden muss, damit das Essen schmeckt, sei es beim Lesen von Nachrichten, die uns Wissenswertes vermitteln, oder beim Lesen eines Busfahrplans oder einer Spielebeschreibung. Bei all diesen Gelegenheiten im Alltag lohnt es sich, die eigenen Kinder darauf hinzuweisen, dass man gerade liest und dadurch wichtige Informationen erhält. Kinder erleben somit unmittelbar die Bedeutung von Geschriebenem und werden auch mehr Interesse daran entwickeln.

Andere Gelegenheiten, bei denen Kindern problemlos beteiligt werden können, sind das Schreiben eines Einkaufzettels, eines Briefes oder auch einer E-Mail. Da diese Tätigkeiten ohnehin immer wieder anstehen, bieten sie sich geradezu an, um sie gemeinsam mit Kindern durchzuführen. Die meisten jüngeren Kinder zeigen (zumindest kurzfristig) großes Interesse daran, bei solchen Erwachsenentätigkeiten mitmachen zu dürfen. So könnten Sie gemeinsam mit ihrem Kind überlegen, was alles eingekauft werden muss, ihr Kind könnte einen eigenen Einkaufszettel schreiben (auch wenn es letztlich nur kritzelt) oder bei einem Brief mit überlegen, was alles gesagt werden sollte. Hierbei können Sie dann ganz nebenbei wichtiges Wissen vermitteln (siehe Abschn. 2.6). Es wird ersichtlich, dass der ganz normale Alltag häufig eine literarische Umwelt darstellt und man ihn nur entsprechend nutzen muss.

2.5 Reim- und Wortspiele

Sprach- und Reimspiele richten die Aufmerksamkeit auf Betonung, Klang und Rhythmus der Sprache und genauso wichtig ist, sie machen Kindern häufig auch großen Spaß. Tatsächlich fördern sie aber ganz nebenbei das Sprachgefühl und unterstützen damit die kindliche Schriftsprachentwicklung. Denn Kinder, die schon vorschulisch ein besseres Sprachgefühl entwickelt haben, lernen zumeist später auch leichter lesen und rechtschreiben. Dieser Zusammenhang wurde in Deutschland in vielen Studien belegt (z. B. Rückert et al. 2010; Schneider et al. 2000). Im Mittelpunkt steht dabei die phonologische Bewusstheit (PB, Definition siehe Kap. 2).

Ein Kind mit einer guten PB findet beispielsweise relativ leicht Reimwörter auf vorgegebene Wörter oder kann Worte in Einzellaute zerlegen (z. B. Tonne in die Laute „t“ „o“ „n“ „e“). Wie in dem Beispiel ersichtlich, geht es nicht darum, Wörter in ihrer richtigen Schreibweise buchstabieren zu können, sondern tatsächlich diejenigen Laute zu identifizieren, die man beim Sprechen hört (also beispielsweise ein „rrrrr“ am Anfang von „Rose“ und kein „er“ wie im Buchstabennamen). Wird die PB also einerseits gezielt, aber andererseits durchaus spielerisch bei Kindergarten- und Vorschulkindern trainiert, so hat dies längerfristige positive Effekte auf die kindliche Entwicklung. Trainierte Kinder verbessern dabei nicht nur ihre PB, sondern werden auch sehr gut auf den Lese-Rechtschreiberwerb vorbereitet (Schneider et al. 2000).

Erfreulich ist, dass diese Förderung nicht unbedingt von ausgebildetem Fachpersonal in Kindergärten durchgeführt werden muss. Wie Rückert et al. (2010) in ihrer Studie zeigen konnten, sind auch Eltern durchaus dazu in der Lage, die Entwicklung der PB ihrer Kinder zu unterstützen. Kinder, deren Eltern während Elternabenden Informationen zur PB erhielten und zu förderlichen Aktivitäten zu Hause angehalten wurden, machten gegenüber einer Kontrollgruppe deutlichere Fortschritte in der PB und tendenziell auch beim Textverständnis von vorgelesenen Geschichten.

Reim- und Wortspiele sind also keineswegs vernachlässigbarer Kinderkram. Vielmehr sollte man sich als Eltern bewusst machen, dass hierbei eine Möglichkeit gegeben ist, die Schriftsprachkompetenzen der eigenen Kinder zu stärken.

2.6 Lehren in der Familie

Natürlich ist lesen und rechtschreiben lernen eine Aufgabe für die Schule und sollte durch dafür ausgebildete Lehrerinnen und Lehrer unterstützt werden. Was hat dann aber „schriftsprachliches Lehren“ in der Familie zu suchen? Die Beantwortung dieser Frage ist sehr einfach: ganz viel! Unabhängig davon, ob Eltern dies wollen oder nicht, sind sie für ihre Kinder Erzieher und ganz nebenbei wird im alltäglichen Umgang den eigenen Kindern wertvolles sprachliches Wissen beigebracht. Doch neben diesem eher zufälligem (inzidentellen) Lehren macht es für Eltern auch durchaus Sinn, gezielt zu lehren.

Beispiel

In einer kanadischen Längsschnittsstudie von Sénéchal und LeFevre (2002) wurden 168 englischsprachige Vierjährige, die den Kindergarten besuchten, bis Ende der dritten Klasse untersucht. Dabei fragten die Forscherinnen die Eltern, wie häufig sie mit ihren Kindern lesen und schreiben üben und gezielt Schriftsprachwissen beibringen. Diese „Lehrtätigkeit" der Eltern führte dabei nicht nur zu einer besseren PB und einem reichhaltigeren Buchstabenwissen im Kindergarten, sondern die Kinder waren später auch bessere Leser in der Schule. Insbesondere die Buchstabenkenntnis der Kinder wurde dabei gesteigert und diese wiederum unterstützte das erste Lesenlernen in der ersten Klasse. Diese Befunde wurden auch in einer späteren Studie von Sénéchal und LeFevre (2014) belegt und unterstützt.

Sim und Berthelsen (2014) nutzten ein Videoformat, in dem Eltern gezeigt wurde, wie sie ihren Kindern am besten Schriftsprachwissen beibringen. Zu den den Eltern vermittelten Strategien gehörte unter anderem, einzelne Buchstaben und Wörter zu zeigen, zu kommentieren oder Fragen danach zu stellen oder auf sich reimende Wörter oder auf Wörter, die mit dem gleichen Laut beginnen oder enden, hinzuweisen. Gemeinsam mit einer Intervention zu dialogischem Vorlesen (siehe Abschn. 2.2) erwies sich dieses Lehren als sinnvolle Unterstützung kindlicher schriftsprachlicher Kompetenzen.

Sollten Eltern jetzt nach diesen Befunden die Kreidetafel auspacken und zu Hause Schule spielen? Mitnichten – es geht beim elterlichen Lehren in der Familie keinesfalls um ein Vorverlegen des Schulunterrichts. Vielmehr sollen die aufgeführten Studien verdeutlichen, dass der Alltag sehr viele Möglichkeiten bietet, um Kindern etwas beizubringen. Dies sollte insbesondere bei jüngeren Kindern immer spielerisch und ohne jeden Druck geschehen. Aber beispielsweise lassen sich die von Sim und Berthelsen (2014) propagierten Strategien problemlos in Vorlesesituationen zu Hause einbauen. Außerdem sind junge Kinder oft sehr wissbegierig und fragen von sich aus Dinge wie „Was steht da?" oder „Den Buchstaben kenne ich, damit fängt mein Name an, aber wie heißt denn der da?". Für Eltern ist es deshalb wichtig, solche Situationen zu nutzen und die dann schon vorhandene Aufmerksamkeit der Kinder zu lenken und Schriftsprachkompetenzen gezielt zu vermitteln.

Die in diesem Kapitel vorgestellten Befunde wurden national und auch international mehrfach nachgewiesen. Beispielsweise griff Park (2008) auf Daten der IGLU-Studie zurück (Internationale Grundschul-Lese-Untersuchung) und verglich dabei für 25 Ländern den Einfluss der familiären Lernumwelt auf die Leseleistung von insgesamt knapp 100.000 Kindern. Die schriftsprachliche Lernumwelt wurde über die Häufigkeit literarischer Aktivitäten zu Hause erfasst und berücksichtigte dabei neben dem Vorlesen auch das Geschichtenerzählen, Liedersingen und das Benennen von Schriftzügen und Zeichen. Dieses Maß hing direkt mit den Leseleistungen der Kinder am Ende der Grundschulzeit zusammen, wobei Kinder, die in einer positiveren schriftsprachlichen Lernumwelt lebten, später im Durchschnitt deutlich bessere Leser waren.

Genauso zeigten Niklas und Schneider (2013) für etwa 900 deutsche Kindergartenkinder die förderlichen Einflüsse einer entsprechenden familiären Lernumwelt. Kinder, deren Eltern beispielsweise häufiger selbst lasen, denen früher und häufiger vorgelesen wurde, bei denen mehr Bücher und Kinderbücher im Haushalt vorhanden waren oder die auch häufiger Bibliotheken besuchten, hatten nicht nur Vorteile im Wortschatz, der phonologischen Bewusstheit und der Buchstabenkenntnis, sondern waren dadurch Ende der ersten Klasse auch besser im Lesen und Rechtschreiben. Diese Befunde zeigten sich im Übrigen ähnlich in einer australischen Stichprobe und in beiden Ländern hing die familiäre Lernumwelt nicht nur mit den sprachlichen Fähigkeiten der Kindern, sondern auch mit deren Intelligenz zusammen (Niklas et al. 2015). All diese Studien belegen somit klar die besondere Bedeutung der familiären Lernumwelt für die kindliche Schriftsprachentwicklung.

3 Förderung mathematischer Kompetenzen in der Familie

Wie schon im schriftsprachlichen Bereich ist auch die mathematische Förderung im Rahmen der familiären Lernumwelt verhältnismäßig einfach zu bewerkstelligen. Einen Überblick bietet die Abb. 3.1, die auf Grundlage von Abb. 1.1 die Zusammenhänge der familiären Lernumwelt mit kindlichen Kompetenzen auf den Bereich Mathematik überträgt:

Auf wichtige mathematische Vorläuferfertigkeiten wird im nachfolgenden Abschnitt genauer eingegangen. In der Abb. 3.1 wird aber bereits ersichtlich, dass spätere schulische Mathematikkompetenz unter anderem von der Fähigkeit abhängig ist, frühzeitig Zahlen richtig zu erfassen und adäquat mit ihnen umzugehen. Wie im schriftsprachlichen Bereich verdeutlicht auch diese Abbildung, dass familiäre Hintergrundvariablen über die familiäre Lernumwelt auf die kindliche Entwicklung einwirken. Die mathematische familiäre Lernumwelt bezieht sich im Wesentlichen auf das Spielen förderlicher Spiele, welches durch elterliche Instruktion unterstützt wird, auf die Nutzung des mathematischen Alltags und die elterliche Einstellung, die Kinder zu Hause vermittelt bekommen. Auf all diese Aspekte wird in diesem Kapitel genauer eingegangen.

3.1 Mathematische Vorläuferfertigkeiten

Natürlich gehört das formelle Mathematiklernen im Sinne von Arithmetik oder Geometrie in die Schule und tatsächlich denkt man bei „Mathematik" häufig an komplexere Themen wie beispielsweise das Bruchrechnen. Dabei vergisst man aber, dass sich hinter diesem Begriff auch ganz alltägliche und fast schon banale Dinge verbergen. So benötigen wir mathematische Fähigkeiten beispielsweise beim Einkaufen, beim Nachkochen eines vorgegebenen Rezepts, bei der

F. Niklas, *Frühe Förderung innerhalb der Familie*, essentials,
DOI 10.1007/978-3-658-15208-6_3

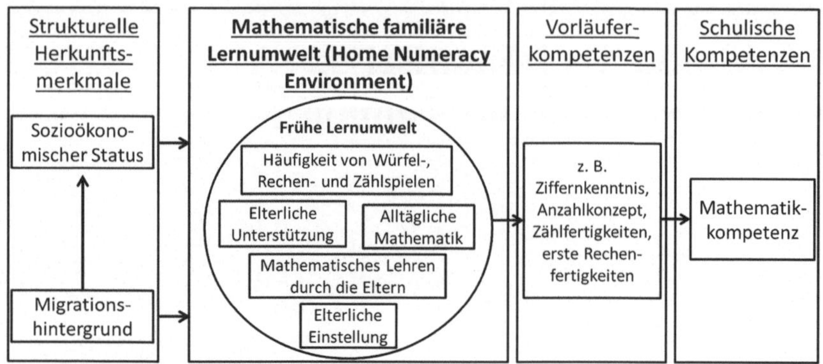

Abb. 3.1 Übersicht über die Zusammenhänge der frühen mathematischen Lernumwelt mit Mathematikkompetenz. (aus Niklas 2014, S. 75)

Wohnungseinrichtung und bei der Wohnungsrenovierung oder wenn es um den eigenen Lohn und das Gehalt geht. Anders als bei der Schriftsprache hat sich mit dem arabischen Zahlsystem ein einzelnes Zeichensystem weltweit durchgesetzt und in fast jeder menschlichen Kultur existieren eigene Zahlwörter. All diese Tatsachen vermitteln bereits die Bedeutung der Mathematik in unserer Gesellschaft und in unserem Alltag. Was hat aber „Mathematik" mit der frühen kindlichen Entwicklung und der Lernumwelt in der Familie zu tun?

Zur Beantwortung dieser Frage ist es sinnvoll, sich zunächst vor Augen zu halten, dass Kinder schon viel früher als man annehmen könnte, mathematische Kompetenzen aufweisen. Nach Butterworth (2005), der sich ausführlich mit den Befunden zu frühen mathematischen Kompetenzen beschäftigt hat, kann man sogar bis ins Säuglingsalter zurückgehen und es gibt Hinweise darauf, dass erste mathematische Fähigkeiten angeboren sind. So sind beispielsweise schon Babys überrascht, wenn hinter einem Sichtschutz nacheinander zwei Puppen versteckt werden, dann aber nur eine Puppe zu sehen ist, wenn der Sichtschutz angehoben wird. Auch können sie schon kleine Mengen bis zu einer Anzahl von drei oder vier Dingen unterscheiden. Mit dem Zählen beginnen sie dann etwa ab dem Alter von zwei bis drei Jahren. Eine Übersicht über die mathematische Kompetenzentwicklung in den ersten Lebensjahren zeigt Tab. 3.1. Die Altersangaben dürfen dabei nur als ungefähre Richtwerte verstanden werden, da sich große Altersunterschiede bei den Fähigkeiten einzelner Kinder finden.

Diese Auflistung beantwortet aber natürlich noch nicht die Frage, ab welchem Alter es sinnvoll ist, Kindern mathematisches Wissen beizubringen. Leider gibt es hier auch keine klare und immer zutreffende Antwort. Grundsätzlich sollten Eltern darauf achten, wenn ihr Kind Interesse an Zahlen, zählen oder Mengen zeigt. Diese

Tab. 3.1 Entwicklungsschritte der frühen mathematischen Kompetenzen. (nach Butterworth 2005; adaptiert von Niklas 2014, S. 62)

Alter der Kinder	Entwicklungsschritte
Ab der Geburt	Kleine Anzahlen können unterschieden werden
Ab etwa 4 Monaten	Die Zahl 1 kann hinzugenommen oder abgezogen werden
Etwa 1 Jahr	Zunehmende Anzahlen können von abnehmenden Anzahlen unterschieden werden
2 Jahre	Zählwörter werden gelernt Eins-zu-eins-Zuordnungen können bei Aufgaben zum Teilen vorgenommen werden
2,5 Jahre	Es wird erkannt, dass Zählwörter Mengen größer als Eins bedeuten
3 Jahre	Kleinere Objektanzahlen können gezählt werden
3,5 Jahre	Die Zahl 1 kann in Bezug auf Objekte und Zahlwörter addiert oder abgezogen werden Das Kardinalitätsprinzip kann angewandt werden
4 Jahre	Finger werden als Hilfe beim Addieren eingesetzt
5 Jahre	Kleine Zahlen können addiert werden
5,5 Jahre	Bis ca. 40 kann korrekt gezählt werden Erste Rechenregeln und Rechenstrategien werden verstanden
6 Jahre	Es wird verstanden, dass die Anzahl unabhängig ist von räumlich unterschiedlicher Anordnung
6,5 Jahre	Addition und Subtraktion werden als komplementär verstanden
7 Jahre	Einige arithmetische Fakten können aus dem Gedächtnis abgerufen werden

Gelegenheiten gilt es aufzugreifen und dann entsprechendes Wissen zu vermitteln, wie in den folgenden Abschnitte noch ausführlicher erklärt wird. Außerdem ist man auch selbst gefragt, genügend Anregungen im Alltag zu bieten bzw. Möglichkeiten der Anregung zu entdecken und zu nutzen. Grundsätzlich zeigt die Forschung, dass möglichst vor dem Vorschulalter und besser wohl schon im Alter ab 3 Jahren darauf geachtet werden sollte, die mathematischen Kompetenzen von Kindern zu stärken (vgl. Clements und Sarama 2011), denn frühere mathematische Fähigkeiten hängen eng mit späteren Leistungen in der Schule zusammen.

Beispiel

In einer Längsschnittstudie untersuchten Krajewski und Schneider (2009) die Entwicklung mathematischer Kompetenzen von Kindergartenkindern bis Ende der Grundschulzeit. Dabei wurden die mathematischen Leistungen Ende der ersten und Ende der vierten Klasse mit standardisierten Mathematiktests durchgeführt, die sich genau am Lehrplan orientierten und damit auch die Mathematikleistung in der Schule sehr gut wiedergaben. Die Autoren stellten sich nun die Frage, welche Fähigkeiten schon im Kindergarten die mathematischen Kompetenzen in der Grundschule vorhersagen konnten.

Es zeigte sich, dass Kinder, die im Kindergarten beispielsweise besser vorwärts und rückwärts zählen konnten, mehr Zahlsymbole kannten und richtig benennen konnten, die sagen konnten, welche Zahl auf eine andere Zahl folgt oder ihr vorausgeht oder die Zahlen vorgegebenen Mengen richtig zuordnen konnten, diejenigen waren, die später besser in der Schulmathematik abschnitten. Umgekehrt wiesen die schwächsten Mathematiker am Ende der Grundschulzeit bereits im Kindergarten signifikant schlechtere Vorläuferfertigkeiten im Vergleich zu den übrigen Kindern auf. Diese Befunde blieben auch bestehen, wenn der soziale Hintergrund der Familie, die Intelligenz der Kinder sowie deren Gedächtnisleistungen berücksichtigt wurden.

Dieses Beispiel zeigt, dass frühe mathematische Fähigkeiten eine große Bedeutung für die spätere Mathematikkompetenz in der Schule haben (siehe auch Nguyen et al. 2016). Leider wird aber sehr häufig in den Kontexten Familie und Kindergarten übersehen, dass bereits in den ersten Lebensjahren Kindern wichtiges mathematisches Wissen vermittelt werden kann. Allzu häufig erfahren junge Kinder kaum Unterstützung beim mathematischen Lernen, da Eltern oder Erzieher mehr Wert auf den sprachlichen Bereich legen und dabei den mathematischen Bereich eher vernachlässigen (Ginsburg et al. 2012; Skwarchuk 2009).

▶ Kinder erwerben wichtige mathematische Vorläuferfertigkeiten wie Zähl- und Ziffernkenntnisse, das Anzahlkonzept oder auch ein gewisses Verständnis für Mengen schon lange vor der Einschulung. Eltern können und sollten diesen Kompetenzerwerb in der familiären Lernumwelt unterstützen.

3.2 Zahlen und Zählen im kindlichen Kontext

Ein erster Schritt zur Gestaltung einer positiven mathematischen Lernumwelt in der Familie ist es, zunächst sich selbst und dann auch den eigenen Kindern die Bedeutung von Zahlen im Alltag zu verdeutlichen. Tatsächlich begegnen uns Zahlen im täglichen Leben auf sehr vielfältige Art und Weise. Fuson (1988) beschäftigte sich sehr ausführlich mit dem Erwerb des Zahlkonzepts von Kindern und sie unterschied sechs verschiedene Zahlkontexte bzw. Nutzungsweisen von Zahlen:

1. **Zählkontext:** Hierbei geht es um das reine Abzählen von Personen und Dingen und damit um die Zahlreihe.
2. **Nichtnumerischer Kontext:** Zahlen als Unterscheidungskriterium wie z. B. bei Hausnummern, Trikotnummern oder Telefonnummern.
3. **Maßzahlkontext:** Hierbei werden Zahlen in Kombination mit Maßeinheiten verwendet (z. B. Zeit, Temperatur, Länge, Volumen).
4. **Operatorkontext:** Die Zahlen bezeichnen das Vielfache eines Vorgangs (z. B. „das machen wir jetzt noch zweimal", „noch viermal Schlafen und dann ist dein Geburtstag").
5. **Ordinaler Kontext:** Die Zahl gibt die Position einer Person oder eines Gegenstands in einer Reihe wieder (z. B. „Wir stehen an dritter Stelle in der Warteschlange").
6. **Kardinaler Kontext:** Hierbei bezeichnet die Zahl die „Mächtigkeit" einer Menge, d. h. sie gibt wieder, wie viele Elemente die Menge enthält. Beispielsweise liegen in einer Schale sechs Orangen. Werden diese abgezählt, so lautet die letzte Zählzahl „sechs". Diese Zahl steht zugleich für die Gesamtzahl der Menge.

Zahlen sind also in unserem Leben offensichtlich allgegenwärtig. Andererseits machen die aufgeführten, unterschiedlichen Zahlkontexte auch deutlich, dass es für Kinder mitunter gar nicht so einfach ist, Zahlbedeutungen zu erlernen und zu unterscheiden und Zahlen dann auch noch abstrakten Symbolen richtig zuzuordnen. Allerdings sind erste Zahl- und Zählkompetenzen die Grundvoraussetzung dafür, später mit der formalen Mathematik gut zurechtzukommen. Insbesondere die Konzepte „Ordinalität" und „Kardinalität" scheinen hier eine wichtige Rolle einzunehmen. Kinder, die schon früher verstehen, dass eine Zahl sowohl für eine bestimmte Menge an Dingen steht und zugleich beim Abzählen das zuletzt gezählte Element bezeichnet, haben später weniger Schwierigkeiten bei mathematischen Aufgabenstellungen in der Schule, insbesondere im Bereich der Addition und Subtraktion. Diese Fähigkeiten werden oft im Vorschulalter erlernt, sind aber für kleinere Anzahlen sogar schon im Alter von 3–4 Jahren vorhanden. Eltern können dabei den Kompetenzerwerb ganz einfach unterstützen.

Beispiel

Gunderson und Levine (2011) begleiteten 44 Kinder und deren Familien vom ersten bis zum vierten Lebensjahr. Dabei wurden die Familien alle vier Monate besucht und 90 Minuten ihres Alltags gefilmt. Die aufgezeichneten Gespräche wurden dann hinsichtlich der Häufigkeit, mit der Zahlen erwähnt wurden, ausgewertet, wobei die Familien natürlich nicht vorinformiert waren, was die Studie genau bezweckte.

Insgesamt sprachen die beteiligten Eltern relativ selten über Zahlen mit ihren jungen Kindern, und wenn dann zumeist über Zahlen im Bereich von 1 bis 3, seltener gingen sie auf höhere Zahlen ein. Nun zeigte sich, dass aber insbesondere Gespräche über die Zahlen von 4 bis 10 dazu beitrugen, den Kindern ein kardinales Zahlenverständnis zu vermitteln. Bei den Zahlen von 1 bis 3 zeigte sich zwar auch ein positiver Effekt, jedoch war dieser geringer und er verschwand, wenn die Interaktionen mit höheren Zahlen gleichzeitig berücksichtigt wurden.

Die Ergebnisse hatten auch dann noch Bestand, wenn der soziale Hintergrund der Eltern berücksichtigt wurde. Allerdings war es wichtig, dass sich die „Zahlengespräche" auf konkrete Dinge bezogen, egal ob z. B. auf gemalte Äpfel auf einem Blatt oder echte Äpfel in der Obstschale. Wurden Zahlen ohne unmittelbaren und konkreten Bezug erwähnt (z. B. morgen kaufe ich 5 Birnen ein), trug dies nicht zur Ausbildung eines kardinalen Zahlverständnisses bei.

Die Bedeutung von Gesprächen über mathematische Inhalte wurde auch in einer aktuellen Studie von Ramani et al. (2015) belegt, die ebenfalls herausfanden, dass Gespräche über fortgeschrittene und schwierigere mathematische Inhalte noch besser die kindlichen Kompetenzen vorhersagen konnten als basale mathematische Gespräche.

Wie die Beispiele zeigen, ist es sinnvoll, Kinder möglichst häufig auf Zahlen im Alltag und auf deren Bedeutung hinzuweisen. Zahlen begegnen uns dabei beispielsweise beim Einkaufen auf Preisschildern, die uns mitteilen, welche Menge Geld wir für etwas bezahlen müssen, beim Abzählen von Treppenstufen, Bauklötzen oder von Eiern beim Backen, oder wenn Kinder beim Tischdecken eine bestimmte Anzahl an Tellern, Messern, Gabeln und Löffel bereitlegen sollen. Hilfreich ist es, wenn mathematische Tätigkeiten v.a. bei jüngeren Kindern zunächst immer an konkreten Gegenständen durchgeführt werden. Erst nach und nach sollte das Abzählen oder auch Berechnungen ohne konkreten Bezug und damit abstrakter und letztlich mit den arabischen Zahlen durchgeführt werden (siehe auch Niklas 2014).

Parallel zur Entwicklung des Kardinalkonzepts ist es für Kinder auch sehr bedeutsam, die Zahlreihe zu verinnerlichen und richtiges Zählen zu erlernen. Aber was bedeutet denn „richtiges Zählen" und gibt es somit auch „falsches Zählen"? Natürlich ist dem nicht so, aber es gibt eine interessante Entwicklung in den ersten Lebensjahren bei der Zählfertigkeit. Einen Überblick über die Entwicklung des Zahlbegriffs bietet Fuson, die dazu ausführlich geforscht hat (siehe Abb. 3.2):

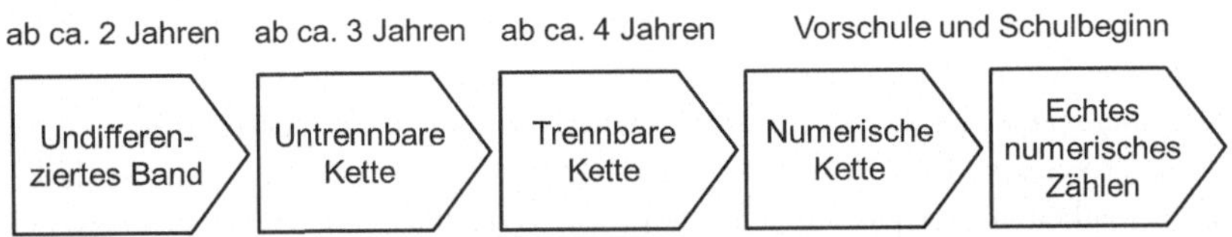

Abb. 3.2 Entwicklung des Zahlbegriffs. (Adaptiert nach Fuson 1988)

Wenn Kinder nämlich die ersten Zahlworte erlernen, begreifen sie zunächst noch nicht, dass jedes Zahlwort tatsächlich für ein Objekt steht und damit eine bestimmte Bedeutung hat. Die Zahlworte sind vielmehr im Sinne eines auswendig gelernten Spruches eine Art „undifferenziertes Band", welches auch immer nur von vorne beginnend und vollständig wiedergegeben wird. Auf diese eher kurze Phase des Zahlverständnisses folgt später eine unzerbrechliche Liste, bei der zwar einzelne Zahlen vom Kind wahrgenommen werden, diese aber immer noch untrennbar miteinander verbunden sind. Kinder auf dieser Stufe beginnen das Zählen beispielsweise immer bei der 1 (ähnlich wie viele Erwachsene, die eine bestimmte Tonstufe suchen, immer von vorne mit „do re mi fa sol" beginnen müssen). Dennoch baut sich in dieser Phase bereits ein erstes ordinales und kardinales Verständnis und ein rudimentärer interner Zahlenstrahl auf.

Mit etwa vier bis fünf Jahren wird aus der unzerbrechlichen eine trennbare Kette und nun können Kinder auch mit anderen Zahlen als der 1 das Zählen beginnen, Vorgänger- oder Nachfolgerzahlen benennen oder auch rückwärts zählen. In dieser Phase entwickeln Kinder auch erstmals das sogenannte Teile-Ganzes-Schema, d. h. das Wissen, dass sich ein „Ganzes" in verschiedene „Teile" zerlegen und auch wieder zusammensetzen lässt. Kinder beginnen also zu verstehen, dass sich beispielsweise die Zahl 7 in 3 und 4 zerlegen lässt und 3 und 4 auch wieder 7 ergibt. Im Vorschul- und Grundschulalter wird aus der trennbaren eine numerische Kette. Jetzt wird jedes Zahlwort als Zähleinheit wahrgenommen, d. h. Kinder verstehen, dass sich hinter der Zahl 6, bis zu der man gezählt hat, auch tatsächlich die Menge 6 verbirgt (kardinaler Zahlaspekt) und sie können erste Additionen und teilweise auch Subtraktionen durchführen. Letztlich erlernen Kinder das echte numerische Zählen. Auf dieser Stufe können Kinder problemlos von jeder Zahl aus vorwärts und rückwärts zählen, sie verstehen, dass jedes Zahlwort einen festen Platz in der Zahlenreihe und auf dem Zahlenstrahl einnimmt, dabei alle vorausgehenden Zahlwörter umfasst und exakt eine Einheit größer ist als die vorhergehende.

Wie schon bei den oben beschriebenen, verschiedenen Zahlkontexten wird auch bei der Entwicklung des Zählens deutlich, welch große Leistungen Kinder erbringen müssen, um letztlich das Zählen gut zu beherrschen. Das Gute dabei ist – wenn Kinder schon vor der Einschulung fortgeschrittene Zähler sind, weisen sie zumeist auch im fortgeschrittenen Schulalter gute mathematische Kompetenzen auf (Nguyen et al. 2016; Stock et al. 2009) und es ist relativ einfach, sie bei ihrem mathematischen Kompetenzerwerb zu unterstützen, wie die nächsten beiden Abschnitte verdeutlichen.

3.3 Spielend Mathematik vermitteln

Auf den ersten Blick mögen „Mathematik“ und „Spielen“ nicht viel miteinander gemein haben. Tatsächlich gibt es aber zahlreiche Kinderspiele mit mathematischen Inhalten oder Kontext. So wird mathematisches Wissen sowohl benötigt, wenn man Würfelspiele wie „Mensch ärgere dich nicht“ oder „Kniffel“ spielt, als auch bei Kartenspielen mit Zahlsymbolen oder spezifischen Zähl- und Rechenspielen. Allerdings kann man sich die Frage stellen, ob solche Spiele tatsächlich dazu beitragen, dass Kinder sich bessere mathematische Kompetenzen aneignen.

Beispiel

In einer deutschen Längsschnittstudie mit über 600 Kindern gingen Niklas und Schneider (2012) dieser Frage nach. Die Eltern von Kindergartenkindern wurden gefragt, wie häufig sie mit ihnen Würfel-, Zähl- und Rechenspiele spielten, und konnten dabei Kategorien von „nie“ bis „mehrmals wöchentlich“ auswählen. Zusätzlich wurden die mathematischen Vorläuferfertigkeiten sowie später die Mathematikkompetenz am Ende der ersten Klasse der betroffenen Kinder erhoben.

Kinder, mit denen solche Spiele häufiger gespielt wurden, wiesen tatsächlich höhere mathematische Kompetenzen auf, auch unter Kontrolle von Alter, Geschlecht, Intelligenz und erstem mathematischen Vorwissen. Dabei beeinflusste die Häufigkeit der Spiele mit mathematischem Kontext sogar direkt den mathematischen Kompetenzzuwachs vom Kindergarten bis zum Ende der ersten Klasse, selbst wenn noch zusätzlich die Kindergartenbesuchsdauer, sprachliche Fähigkeiten und die Gedächtnisleistung der Kinder kontrolliert wurden (Niklas und Schneider 2014).

Allein aufgrund dieser Längsschnittstudie lässt sich allerdings nicht eindeutig zuordnen, ob das mathematische Lernen der Kinder unmittelbar auf die mathematischen Spiele zurückgeführt werden kann. So könnten beispielsweise Eltern, die häufiger solche Spiele mit ihren Kindern spielen, auch diejenigen sein, die allgemein ihre Kinder mehr und besser fördern und unterstützen. Um den Effekt von mathematischen Spielen zu analysieren, bieten sich deshalb Interventionsstudien an.

Beispiel

In einer Reihe von Untersuchungen überprüften Ramani und Siegler (z. B. 2008), ob und unter welchen Bedingungen Würfelspiele die mathematischen Fähigkeiten von Kindern stärken können. Mit knapp fünfjährigen Kindern wurde viermal innerhalb von zwei Wochen das Spiel „The Great Race" gespielt, was einer Gesamtdauer von etwa einer Stunde Spielzeit entsprach. Bei diesem Brettspiel mit den Feldern 1 bis 10 traten eine Hasen- und eine Bärenspielfigur gegeneinander an und man würfelte mit einem Würfel, auf dem nur Einser und Zweier aufgetragen waren.

Schon diese kurze Intervention verbesserte die Ziffernkenntnis, die Zählfertigkeiten sowie die Fähigkeit zum Größenvergleich zwischen Zahlen deutlich und zwar auch noch neun Wochen nach Abschluss der Intervention. Kinder, die entweder in der gleichen Zeit Objekte abzählten oder Ziffern benannten oder die an einer anderen Variante des Spiels teilgenommen hatten, bei der anstatt mit Zahlen mit Farben und Farbwürfeln gearbeitet wurde oder anstatt einer horizontalen Ausrichtung der Zahlen 1 bis 10 ein kreisförmiges Spielbrett benutzt wurde, zeigten im Vergleich einen deutlich geringeren mathematischen Kompetenzzuwachs.

In einer australischen Studie arbeiteten Niklas und Kollegen (2016c) mit den Eltern von Vorschulkindern zusammen. Hierbei informierten sie interessierte Eltern an einem Elternabend über die Bedeutung der familiären Lernumwelt für die Entwicklung mathematischer Kompetenzen. Darüber hinaus trafen sie die Eltern und ihr Kind während einer einmaligen Sitzung, bei der sie anhand eines einfachen Würfelspiels, bei dem man sich Spielplättchen erwürfelte, verschiedene Zählprinzipien vermittelten. Die Eltern wurden dazu angehalten, Kindern den Zusammenhang zwischen der gewürfelten und dann abgezählten Punktzahl und der Anzahl an Plättchen, die man dafür erhält, zu verdeutlichen. Eltern, die an dieser Intervention teilgenommen hatten, verbesserten nicht nur ihre numerische Lernumwelt gegenüber Eltern, die nicht teilgenommen hatten, sondern die Kinder in der Interventionsgruppe steigerten auch deutlich ihre numerischen Basisfertigkeiten gegenüber dem Rest der Stichprobe.

Fuchs et al. (2013) teilten knapp 600 Erstklässler mit schwachen mathematischen Kompetenzen in eine Kontroll- und zwei Interventionsgruppen ein und verglichen diese drei Gruppen mit 300 weiteren Kindern, die kein Risiko aufwiesen. In beiden Interventionsgruppen wurde über 16 Wochen dreimal wöchentlich ein 30-minütiges Training durchgeführt. Hierbei ging es anfangs ums Zählen und das Lernen der Zahlfolge und später um das Teile-Ganzes-Schema bis hin zu komplexeren Additions- und Subtraktionsaufgaben. Die Übungseinheiten waren eingebettet in einen spielerischen Kontext, wobei von den Kinder bei „Galaxy Math" unterschiedliche Anzahlen an Raketen auf Missionen losgeschickt wurden. Der einzige Unterschied zwischen den beiden Interventionsgruppen lag in den letzten 5 Minuten einer Sitzung. Während in der einen Gruppe das Gelernte – insbesondere spezifische mathematische Prinzipien – noch einmal vertieft wurde, sollten Kinder in der anderen Gruppe so schnell wie möglich mathematische Aufgaben auf Zeit lösen.

Im Vergleich zur nicht trainierten Risikokontrollgruppe verbesserten sich beide Interventionsgruppen deutlich stärker in der Arithmetik, bei komplexen Berechnungen und auch bei Sachaufgaben. Allerdings steigerte sich die Gruppe, die am Ende so schnell wie möglich zusätzlich Aufgaben zu lösen hatte, noch einmal deutlich stärker gegenüber der anderen Interventionsgruppe und schaffte es, als einzige Risikogruppe etwas zur Gruppe der Kinder ohne Risiko aufzuschließen. Scheinbar gelang es den Kindern, die zum Ende der Sitzungen viele Aufgaben lösen sollten, eine Art Faktenwissen aufzubauen, das ihnen dann auch bei der Lösung von neuen und schwierigeren Aufgaben als Grundlage zur Verfügung stand.

Diese drei Beispiele verdeutlichen, dass in der Tat ganz einfache Würfel- und Zahlenspiele ausreichen, um die Entwicklung mathematischer Kompetenzen bei Kindern zu unterstützen. Dazu benötigen Eltern auch nicht unbedingt ausgefeilte Spiele wie „Galaxy Math", sondern es reicht, wenn sie im Kinderzimmer anstatt mit Raketen mit Bauklötzen, Puppen oder Stofftieren spielen, die man genauso leicht abzählen und auf Reisen schicken kann. Oder man nimmt sich Stift, Zettel und Würfel zur Hand und startet damit die mathematische Frühförderung. Allerdings haben die Studien von Fuchs et al. (2013) und Niklas et al. (2016c) auch gezeigt, dass das spielerische und alltägliche Mathematiklernen alleine nicht unbedingt ausreicht. Mathematisches Lernen gelingt vor allem dann, wenn Kinder auch zusätzlich angeleitet werden bzw. sie Faktenwissen wirklich aufbauen können.

Beispiel

In einer internationalen Vergleichsstudie von LeFevre et al. (2010) wurden je 100 griechische und kanadische fünfjährige Kinder und die Lernumwelt, in der sie lebten, untersucht. In beiden Stichproben zeigte sich, dass das direkte

Einüben mathematischer Kompetenzen, also z. B. wie häufig Eltern ihren Kindern das Addieren beibrachten, direkt mit den mathematischen Leistungen der Kinder zusammenhing. Für indirekte Aktivitäten (z. B. Würfelspiele) ließen sich diese Zusammenhänge nicht bestätigen.

Wie schon beim Vorlesen kommt es also auch bei der mathematischen Förderung darauf an, inwieweit Eltern es verstehen, mathematische Inhalte zu erklären und zu vermitteln. Es scheint beispielsweise wichtig zu sein, bei einem Würfelspiel nicht nur zu würfeln und direkt ohne Kommentar zu ziehen, sondern gemeinsam mit dem Kind, die Punkte auf dem Würfel abzuzählen und danach die gleiche Anzahl mit der Spielfigur voranzurücken. Somit wird dem Kind vermittelt, dass die Punkte auf dem Würfel direkt für die Anzahl der Schritte stehen. Genauso können die vier Eier für den Kuchen zuerst einzeln abgezählt und bereitgelegt werden und danach noch einmal als Gesamtmenge abgezählt werden. Hierdurch wird dem Kind ganz nebenbei das Kardinalitätsprinzip erklärt (siehe Abschn. 3.2). Das Gleiche gilt für das Teile-Ganzes-Schema, wenn man beispielsweise dem Kind zeigt, dass 3 und 4 insgesamt 7 ergibt, und dass man von der 3 mit jeweils einem mehr zur 4, 5, 6 und schließlich zur 7 kommt, welche dann wiederum zusammengefasst für 7 einzelne Objekte oder auch Schritte auf dem Spielfeld steht.

Außerdem gilt es zu beachten, auf welchem Vorwissensstand ein Kind ist. So können bestimmte Spiele sowohl zu anspruchsvoll als auch zu leicht sein, je nachdem welche Komplexität das Spiel aufweist und welche Kenntnisse sich ein Kind bereits angeeignet hat. Darüber hinaus scheinen verschiedene mathematische Aktivitäten zu Hause auch unterschiedliche kindliche Fähigkeiten zu stärken. Skwarchuk et al. (2014) konnten zeigen, dass informelle mathematische Aktivitäten im Kontext von Spielen eher die basalen Rechenfähigkeiten von Kindern stärkten, während formelles mathematische Lehren, bei dem Eltern ihren Kindern gezielt Zahlen, zählen oder rechnen beibrachten, insbesondere das kindliche Zahlwissen stärkte.

Unabhängig von all diesen Befunden kann man aber festhalten, dass passende mathematische Erklärungen sicher sinnvoll sind, wenn es darum geht, Kindern mathematisches Wissen zu vermitteln. Dies beschränkt sich im Übrigen nicht allein auf den Kindergarten und die Zeit vor der Einschulung. Auch im Grundschulalter profitieren Kinder davon, wenn ihre Eltern sich mit ihnen gemeinsam über Mathematik unterhalten und mathematische Aufgaben lösen (vgl. Berkowitz et al. 2015).

3.4 Elterliche Einstellung zur Mathematik

Neben diesen frühen Fördermöglichkeiten gilt es zu beachten, dass auch elterliche Einstellungen und Wertvorstellungen zur Mathematik die mathematische Entwicklung ihrer Kinder beeinflussen. Wie schon im Abschn. 3.3 für den Bereich Schriftsprache gezeigt, gilt auch für die Mathematik, dass sich Kinder an ihnen wichtigen Personen und damit insbesondere an ihren Eltern orientieren. Sie übernehmen teilweise deren Einstellungen, Ansichten und Wertvorstellungen, was weitreichende Folgen für die mathematische Entwicklung der Kinder hat.

Beispiel

Skwarchuk (2009) untersuchte anhand einer kanadischen Stichprobe von vier- bis fünfjährigen Kindern und deren Eltern, wie die elterliche Kompetenz und Einstellungen zur Mathematik mit numerischen Interaktionen zwischen Eltern und Kindern und den mathematischen Kompetenzen der Kinder zusammenhing. Hierzu füllten die Eltern Fragebögen aus, führten zwei Wochen lang Tagebuch und die Interaktion zwischen Eltern und Kindern bei mathematischen Spielen (z. B. mit einer Anzahl von Plastikbällen) wurde gefilmt. Es zeigte sich, dass diejenigen Kinder eine bessere Leistungen in einem Mathematiktest erzielten, deren Eltern eine positivere Einstellung zur Mathematik aufwiesen gegenüber denjenigen, deren Eltern eine negativere Einstellung hatten. Auch die mathematische Lernumwelt und die gemeinsamen mathematischen Aktivitäten hingen mit den mathematischen Vorläuferfertigkeiten der Kinder zusammen. Hierbei erwies es sich als förderlicher, wenn auch komplexere mathematische Aktivitäten wie Addieren und Subtrahieren durchgeführt wurden und nicht nur einfache mathematische Aktivitäten wie das Aufschreiben von Zahlen oder das Abzählen von Objekten.

Im Rahmen einer Erweiterungsstudie zu PISA (Programme for International Student Assessment) untersuchten Ehmke und Siegle (2008) eine kleinere deutsche Teilstichprobe. Bei 224 Eltern von Neuntklässlern wurde der soziale Hintergrund, die elterliche Mathematikkompetenz und die familiäre Lernumwelt in Bezug auf Mathematik erfasst. Eltern mit höherem Status und besserem Bildungsabschluss wiesen eine höhere Mathematikkompetenz gegenüber Eltern mit niedrigerem Abschluss und Status auf. Daneben zeigten Eltern mit guten mathematischen Fähigkeiten auch eine höhere mathematikbezogene Wertschätzung auf, welche sie gegenüber ihren Kindern auch äußerten, und sie boten mehr Lernunterstützung im Bereich Mathematik an. Nun zeigte sich, dass selbst unter Kontrolle der elterlichen Bildung und des sozialen Status sich die mathematischen Fähigkeiten der Jugendlichen durch sowohl die elterliche Mathematikkompetenz als auch durch die elterliche Wertschätzung von Mathematik vorhersagen ließen.

Wenn Eltern also ihren Kindern vermitteln, dass Mathematik und rechnen können etwas Bedeutsames und Wichtiges ist, das wir im Alltag häufig brauchen und verwenden und das auch interessant ist, dann wird das die kindliche Einstellung zu und das Interesse an der Mathematik sicher fördern. Demgegenüber werden abwertende Aussagen zur Mathematik wenig förderlich wirken. Hierbei ist zu beachten, dass viele Eltern Mathematik gegenüber der Schriftsprache als nachgeordnet ansehen und mathematische Interaktionen der Familie meist sehr selten stattfinden (Ginsburg et al. 2012; Skwarchuk 2009). Eltern sollten sich deshalb die Bedeutung der familiären Lernumwelt für die kindliche Entwicklung mathematischer Fähigkeiten immer bewusst machen.

Insgesamt wird aus den vorgestellten Befunden in den Kap. 2 und 3 deutlich, dass Eltern klar gefordert sind, die Entwicklung ihrer Kinder in der eigenen Lernumwelt zu unterstützen. Eine qualitative hochwertige und unterstützende Lernumwelt trägt zu einer positiven schriftsprachlichen und mathematischen Kompetenzentwicklung der Kinder bei (vgl. z. B. Niklas et al. 2016a). Als schöner Nebeneffekt fördert eine positiv gestaltete familiäre Lernumwelt ganz allgemein aber auch kindliche kognitive Fähigkeiten und sogar das kindliche Verhalten (z. B. Niklas et al. 2016d; Niklas et al. 2016e; Schmiedeler et al. 2014).

4 Grenzen der familiären Lernumwelt – und warum Sie sich dennoch um eine positive familiäre Lernumwelt bemühen sollten

Eltern sind die ersten und wichtigsten Erzieher für ihre Kinder und schon mit relativ einfachen Maßnahmen lässt sich eine qualitativ hochwertige Lernumwelt gestalten. Wenn Eltern ihren Kinder häufig vorlesen, Spiele mit mathematischen Inhalten spielen, ihnen gute Vorbilder hinsichtlich des eigenen Lese- und Fernsehverhaltens sind, ihnen die Bedeutung von Buchstaben, Worten und Zahlen im Alltag verdeutlichen und ihnen spielerisch erste Vorkenntnisse vermitteln, sind Kinder zumeist ganz gut auf die Schule vorbereitet. Natürlich gibt es neben den hier aufgeführten Aspekten auch weitere förderliche Maßnahmen im Rahmen der familiären Lernumwelt, die Eltern berücksichtigen können (für einen umfassenderen Überblick siehe auch Niklas 2014).

Trotz all dieser Möglichkeiten, die Eltern für ihre Kinder nutzen können, darf aber auch nicht verschwiegen werden, dass der Einfluss der familiären Lernumwelt auf die kindliche Entwicklung letztlich begrenzt ist. Auch wenn man es sich als Eltern wünschen würde, es liegt nicht alleine an ihnen, wie sich die eigenen Kinder entwickeln. Dies fängt schon damit an, dass die genetische Ausstattung sowohl die Persönlichkeitsentwicklung als auch die Denk- und Lernfähigkeiten in nicht unerheblichem Umfang vorherbestimmt. Daneben gibt es aber auch eine Reihe an weiteren Einflussfaktoren, die frühe Kompetenzen von Kindern beeinflussen (siehe Abb. 4.1).

Die Grafik verdeutlicht, dass die familiäre Lernumwelt nur eine von vielen Stellschrauben darstellt, die die kindliche Entwicklung beeinflussen. Neben der familiären Lernumwelt wirken Kindergarten, Schule, Freunde und auch die Nachbarschaft auf Kinder ein. Dabei ist die Auflistung keineswegs erschöpfend und auch weitere Faktoren wie beispielsweise die erweiterte Familie, d. h. Großeltern, Tanten, Onkels und Cousins und Cousinen, könnten in der Abb. 4.1 noch zusätzlich aufgeführt werden.

F. Niklas, *Frühe Förderung innerhalb der Familie,* essentials,
DOI 10.1007/978-3-658-15208-6_4

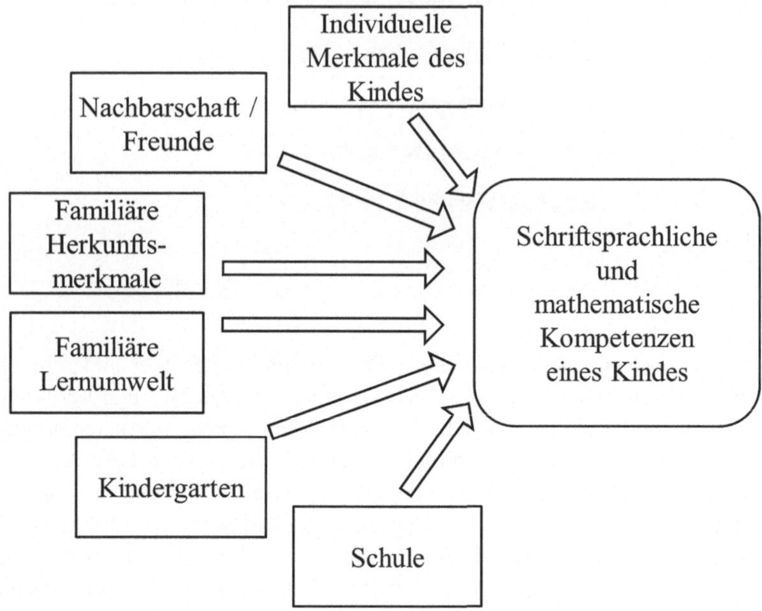

Abb. 4.1 Einflussfaktoren auf frühe Kompetenzen von Kindern

Hinzu kommt, dass Maßnahmen in der familiären Lernumwelt zur richtigen Zeit erfolgen müssen, damit sie einen optimalen Einfluss ausüben können (vgl. Abschn. 2.2). So gilt es, z. B. bei jüngeren Kindern möglichst häufig und qualitativ hochwertig vorzulesen oder mit ihnen viele Spiele mit mathematischem Kontext zu spielen, während Jugendliche sich eher ein Beispiel am elterlichen Vorbild und den elterlichen Einstellungen nehmen werden. Aber auch dann können alle noch so gut durchgeführten elterlichen Förderbemühungen daran scheitern, dass der Nachwuchs unmotiviert oder überfordert ist (siehe Niklas 2014). Tatsächlich zeigt die Forschung, dass der Einfluss der familiären Lernumwelt auf die kindliche Entwicklung begrenzt ist und sich häufig eher kleine bis mittlere Effekte finden, wenn Eltern förderliche Maßnahmen mit ihren Kindern durchführen (z. B. Sénéchal und Young 2008; van Steensel et al. 2011).

Obwohl diese Ausführungen für die Grenzen und Möglichkeiten der familiären Lernumwelt ein etwas düsteres Bild zeichnen, sollte man nicht gleich die Flinte ins Korn werfen. Auch wenn die Gestaltung einer positiven familiären Lernumwelt mit einem gewissen zeitlichen und eventuell auch finanziellen

Aufwand der Eltern einhergeht und auch wenn niemand garantieren kann, dass die Bemühungen letztlich von Erfolg gekrönt sein werden, gibt es sehr gute Gründe, warum es sich dennoch lohnt, die familiäre Lernumwelt aktiv zu gestalten:

▶
1. Die familiäre Lernumwelt lässt sich relativ leicht und mit nur geringem Aufwand positiver gestalten.
2. Studien belegen, dass eine Verbesserung der familiären Lernumwelt zu einer signifikant besseren kindlichen Entwicklung beiträgt.
3. Auch relativ kleine, durch die familiäre Lernumwelt unterstützte Fortschritte können auf lange Sicht einen entscheidenden Vorteil für die kindliche Entwicklung darstellen.
4. Eine positive Gestaltung der familiären Lernumwelt führt dazu, dass Eltern mehr (wertvolle) Zeit mit ihren Kindern verbringen.

Neben diesen Punkten ließen sich noch weitere positive Aspekte aufführen wie z. B. positive Auswirkungen auf die sozialen Interaktionen innerhalb der Familie oder dass man sich als Elternteil später keine Vorwürfe machen muss, dass man sich nicht bemüht hätte. Wägt man alle Vor- und Nachteile ab, dann spricht doch vieles dafür, die Gestaltung einer positiven familiären Lernumwelt in Angriff zu nehmen.

Klar ist hierbei aber auch: Gut Ding will Weile haben – schließlich wurde Rom auch nicht an einem Tag erbaut! Man sollte sich also von eventuellen Anlaufschwierigkeiten nicht aus dem Konzept bringen lassen und natürlich wird man nicht immer alle in diesem *essential* beschriebenen Dinge optimal berücksichtigen können. Dennoch gilt es die Würfel rollen zu lassen, bevor sie gefallen sind. Abschließend bleibt festzuhalten, dass Eltern es durchaus selbst in der Hand haben, für ihre Kinder möglichst gute Startvoraussetzungen zu schaffen. Glücklicherweise ist dies relativ leicht zu bewerkstelligen und, was noch viel wichtiger ist; es lohnt sich und es macht Spaß.

Was Sie aus diesem *essential* mitnehmen können

- Eltern (bzw. die Familie) sind die ersten Erzieher eines Kindes und nehmen deshalb eine sehr zentrale Rolle für die kindliche Entwicklung ein.
- Durch die Gestaltung einer positiven familiären Lernumwelt mit ausreichendem Anregungsgehalt können wir die Entwicklung unserer Kinder nachhaltig unterstützen.
- Schriftsprachliche Förderung in der Familie umfasst qualitativ hochwertiges Vorlesen und Gespräche, regelmäßige Bibliotheksbesuche, elterliches Wertschätzen von Lesen und Literatur sowie gemeinsame Reim- und Wortspiele und das Aufgreifen alltäglicher Lernsituationen.
- Mathematische Förderung in der Familie umfasst zunächst das elterliche Verständnis über die kindlichen mathematischen Vorläuferfertigkeiten, die Beteiligung der Kinder an mathematischen Aufgaben im Alltag wie abzählen, -wiegen oder -messen, das regelmäßige Spielen von Würfel-, Karten-, Zähl- oder Rechenspielen mit numerischem Kontext inklusive entsprechender Erklärungen sowie das elterliche Wertschätzen von Mathematik.
- Auch wenn der Einfluss der familiären Lernumwelt auf die kindliche Entwicklung klar begrenzt ist, lohnt es sich für Ihr Kind, aber auch für Sie selbst, aktiv an einer möglichst optimalen Gestaltung der familiären Lernumwelt zu arbeiten.

F. Niklas, *Frühe Förderung innerhalb der Familie,* essentials,
DOI 10.1007/978-3-658-15208-6

Literatur

Berkowitz, T., Schaeffer, M. W., Maloney, E., Peterson, L., Gregor, C., Levine, S. C., & Beilock, S. L. (2015). Maths at home adds up to achievement in school. *Science, 350,* 196–198.

Bingham, G. E. (2007). Maternal literacy beliefs and the quality of mother-child book-reading interactions: Associations with children's early literacy development. *Early Education and Development, 18,* 23–49.

Bradley, R. H., & Corwyn, R. F. (2002). Socioeconomic status and child development. *Annual Review of Psychology, 53,* 371–399.

Butterworth, B. (2005). The development of arithmetical abilities. *Journal of Child Psychology and Psychiatry, 46*(1), 3–18.

Clements, D. H., & Sarama, J. (2011). Early childhood mathematics intervention. *Science, 333,* 968–970.

Cohrssen, C., Niklas, F., & Tayler, C. (in Druck). ‚Is that what we do?' Using a conversation analytic approach to highlight the contribution of dialogic reading strategies to educator-child interactions during storybook reading in two early childhood settings. *Journal of Early Childhood Literacy*. doi:http://dx.doi.org/10.1177/1468798415592008.

Dever, M. T., & Burts, D. C. (2002). An evaluation of family literacy bags as a vehicle for parent involvement. *Early Child Development and Care, 172*(4), 359–370.

Ecarius, J., Fuchs, T., & Wahl, K. (2008). Der historische Wandel von Sozialisationskontexten. In K. Hurrelmann, M. Grundmann, & S. Walper (Hrsg.), *Handbuch Sozialisationsforschung* (S. 104–116). Weinheim: Beltz.

Ehmke, T., & Siegle, T. (2008). Einfluss elterlicher Mathematikkompetenz und familialer Prozesse auf den Kompetenzerwerb von Kindern in Mathematik. *Psychologie in Erziehung und Unterricht, 55,* 253–264.

Farrant, B. M., & Zubrick, S. R. (2012). Early vocabulary development: The importance of joint attention and parent-child book reading. *First Language, 32*(3), 343–364.

Fuchs, L. S., Geary, D. C., Compton, D. L., Fuchs, D., Schatschneider, C., Hamlett, C. L., DeSelms, J., Seethaler, P.M., Wilson, J., Craddock, C. F., Bryant, J. D., Luther, K., & Changas, P. (2013). Effects of first-grade number knowledge tutoring with contrasting forms of practice. *Journal of Educational Psychology, 105*(1), 58–77.

Fuson, K. C. (1988). *Children's counting and concepts of number*. New York: Springer.

F. Niklas, *Frühe Förderung innerhalb der Familie,* essentials,
DOI 10.1007/978-3-658-15208-6

Gilkerson, J., Richards, J. A., & Topping, K. J. (in Druck). The impact of book reading in the early years on parent-child language interaction. *Journal of Early Childhood Literacy*. doi:http://dx.doi.org/10.1177/1468798415608907.

Ginsburg, H. P., Duch, H., Ertle, B., & Noble, K. G. (2012). How can parents help their children learn math? In B. H. Wasik (Hrsg.), *Handbook of family literacy* (S. 51–65). New York: Routledge.

Gunderson, E. A., & Levine, S. C. (2011). Some types of parent number talk count more than others: Relations between parents' input and children's cardinal-number knowledge. *Developmental Science, 14*(5), 1021–1032.

Klieme, E., Artelt, C., Hartig, J., Jude, N., Köller, O., Prenzel, M., Schneider, W., & Stanat, P. (Hrsg.). (2010). *PISA 2009. Bilanz nach einem Jahrzehnt*. Münster: Waxmann.

Krajewski, K., & Schneider, W. (2009). Early development of quantity to number-word linkage as a precursor of mathematical school achievement and mathematical difficulties: Findings from a four-year longitudinal study. *Learning and Instruction, 19,* 513–526.

LeFevre, J.-A., Polyzoi, E., Skwarchuk, S.-L., Fast, L., & Sowinski, C. (2010). Do home numeracy and literacy practices of Greek and Canadian parents predict the numeracyskills of kindergarten children? *International Journal of Early Years Education, 18*(1), 55–70.

Lundberg, I. (2002). The child's route into reading and what can go wrong. *Dyslexia, 8,* 1–13.

McElvany, N., Becker, M., & Lüdtke, O. (2009). Die Bedeutung familiärer Merkmale für Lesekompetenz, Wortschatz, Lesemotivation und Leseverhalten. *Zeitschrift für Entwicklungspsychologie und Pädagogische Psychologie, 41*(3), 121–131.

Newman, R., Ratner, N. B., Jusczyk, M., Jusczyk, P. W., & Dow, K. A. (2006). Infants' early ability to segment the conversational speech signal predicts later language development: A retrospective analysis. *Developmental Psychology, 42,* 643–655.

Nguyen, T., Watts, T. W., Duncan, G. J., Clements, D. H., Saram, J. S., Wolfe, C., & Spitler, M. E. (2016). Which preschool mathematics competencies are most predictive of fifth grade achievement? *Early Childhood Research Quarterly, 36,* 550–560.

Niklas, F. (2011). *Vorläuferfertigkeiten im Vorschulalter zur Vorhersage der Schulfähigkeit, späterer Rechenschwäche und Lese- und Rechtschreibschwäche. Diagnostik, Zusammenhänge und Entwicklung in Anbetracht der bevorstehenden Einschulung*. Hamburg: Dr. Kovač.

Niklas, F. (2014). *Mit Würfelspiel und Vorlesebuch. Welchen Einfluss hat die familiäre Lernumwelt auf die kindliche Entwicklung?* Heidelberg: Springer Spektrum.

Niklas, F. (2015). Die familiäre Lernumwelt und ihre Bedeutung für die kindliche Kompetenzentwicklung. *Psychologie in Erziehung und Unterricht, 62,* 106–120.

Niklas, F., Möllers, K., & Schneider, W. (2013). Die frühe familiäre Lernumwelt als Mediator zwischen strukturellen Herkunftsmerkmalen und der basalen Lesefähigkeit am Ende der ersten Klasse. *Psychologie in Erziehung und Unterricht, 60,* 94–111.

Niklas, F., & Schneider, W. (2012). Einfluss von „Home Numeracy Environment" auf die mathematische Kompetenzentwicklung vom Vorschulalter bis Ende des 1. *Schuljahres. Zeitschrift für Familienforschung, 24*(2), 134–147.

Niklas, F., & Schneider, W. (2013). Home literacy environment and the beginning of reading and spelling. *Contemporary Educational Psychology, 38,* 40–50.

Niklas, F., & Schneider, W. (2014). Casting the die before the die is cast: The importance of the home numeracy environment for preschool children. *European Journal of Psychology of Education, 29*(3), 327–345.

Niklas, F., & Schneider, W. (2015). With a little help: improving kindergarten children's vocabulary by enhancing the home literacy environment. *Reading and Writing: An Interdisciplinary Journal, 28*(4), 491–508.

Niklas, F., Cohrssen, C., & Tayler, C. (2016a). Parents supporting learning: Literacy and numeracy in the home learning environment. *International Journal of Early Years Education, 24*(2), 121–142.

Niklas, F., Cohrssen, C., Tayler, C., & Schneider, W. (2016b). Erstes Vorlesen: Der frühe Vogel fängt den Wurm. *Zeitschrift für Pädagogische Psychologie, 30*(1), 35–44.

Niklas, F., Cohrssen, C., & Tayler, C. (2016c). Improving preschoolers' numerical abilities by enhancing the home numeracy environment. *Early Education and Development, 27*(3), 372–383.

Niklas, F., Cohrssen, C., & Tayler, C. (2016d). Home learning environment and concept formation: A family intervention study with kindergarten children. *Early Childhood Education Journal, 44*(5), 419–427.

Niklas, F., Nguyen, C., Cloney, D., Tayler, C., & Adams, R. (2016e). Self-report measures of the home learning environment in large scale research: Measurement properties and associations with key developmental outcomes. *Learning Environments Research, 19*(2), 181–202.

Niklas, F., Tayler, C., & Schneider, W. (2015). Home-based literacy activities and children's cognitive outcomes: A comparison between Australia and Germany. *International Journal of Educational Research, 71,* 75–85.

Park, H. (2008). Home literacy environments and children's reading performance: A comparative study of 25 countries. *Educational Research and Evaluation, 14*(6), 489–505.

Ramani, G., & Siegler, R. S. (2008). Promoting broad and stable improvements in low-income children's numerical knowledge through playing number board games. *Child Development, 29,* 375–394.

Ramani, G., Rowe, M. L., Eason, S. H., & Leech, K. A. (2015). Math talk during informal learning activities in Head Start families. *Cognitive Development, 35,* 15–33.

Rückert, E. M., Kunze, S., Schillert, M., & Schulte-Körne, G. (2010). Prävention von Lese-Rechtschreibschwierigkeiten. Effekte eines Eltern-Kind-Programms zur Verbesserung auf den Schriftspracherwerb. *Kindheit und Entwicklung, 19*(2), 82–89.

Schmiedeler, S., Niklas, F., & Schneider, W. (2014). Symptoms of attention-deficit hyperactivity disorder (ADHD) and home learning environment (HLE): Findings from a longitudinal study. *European Journal of Psychology of Education, 29*(3), 467–482.

Schneider, W., Roth, E., & Ennemoser, M. (2000). Training phonological skills and letter knowledge in children at risk for dyslexia: A comparison of three kindergarten intervention programs. *Journal of Educational Psychology, 92*(2), 284–295.

Sénéchal, M., & LeFevre, J.-A. (2002). Parental involvement in the development of children's reading skill: A five-year longitudinal study. *Child Development, 73*(2), 445–460.

Sénéchal, M., & LeFevre, J.-A. (2014). Continuity and change in the home literacy environment as predictors of growth in vocabulary and reading. *Child Development, 85*(4), 1552–1568.

Sénéchal, M., & Young, L. (2008). The effect of family literacy interventions on children's acquisition of reading from kindergarten to grade 3: A meta-analytic review. *Review of Educational Research, 78*(4), 880–907.

Sim, S., & Berthelsen, D. (2014). Schared book reading by parents with young children: Evidence-based practice. *Australasian Journal of Early Childhood, 39*(1), 50–55.

Skwarchuk, S.-L. (2009). How do parents support preschoolers' numeracy learning experiences at home? *Early Childhood Education Journal, 37,* 189–197.

Skwarchuk, S.-L., Sowinski, C., & LeFevre, J.-A. (2014). Formal and informal home learning activities in relation to children's early numeracy and literacy skills: The development of a home numeracy model. *Journal of Experimental Child Psychology, 121,* 63–84.

Stock, P., Desoete, A., & Roeyers, H. (2009). Mastery of the counting principles in toddlers: A crucial step in the development of budding arithmetic abilities? *Learning and Individual Differences, 19,* 419–422.

Van Steensel, R., McElvany, N., Kurvers, J., & Herppich, S. (2011). How effective are family literacy programs? Results of a meta-analysis. *Review of Educational Research, 81*(1), 69–96.